Γe 34
147

RÉPONSE

A UN MOT

de M. le Docteur Levicaire.

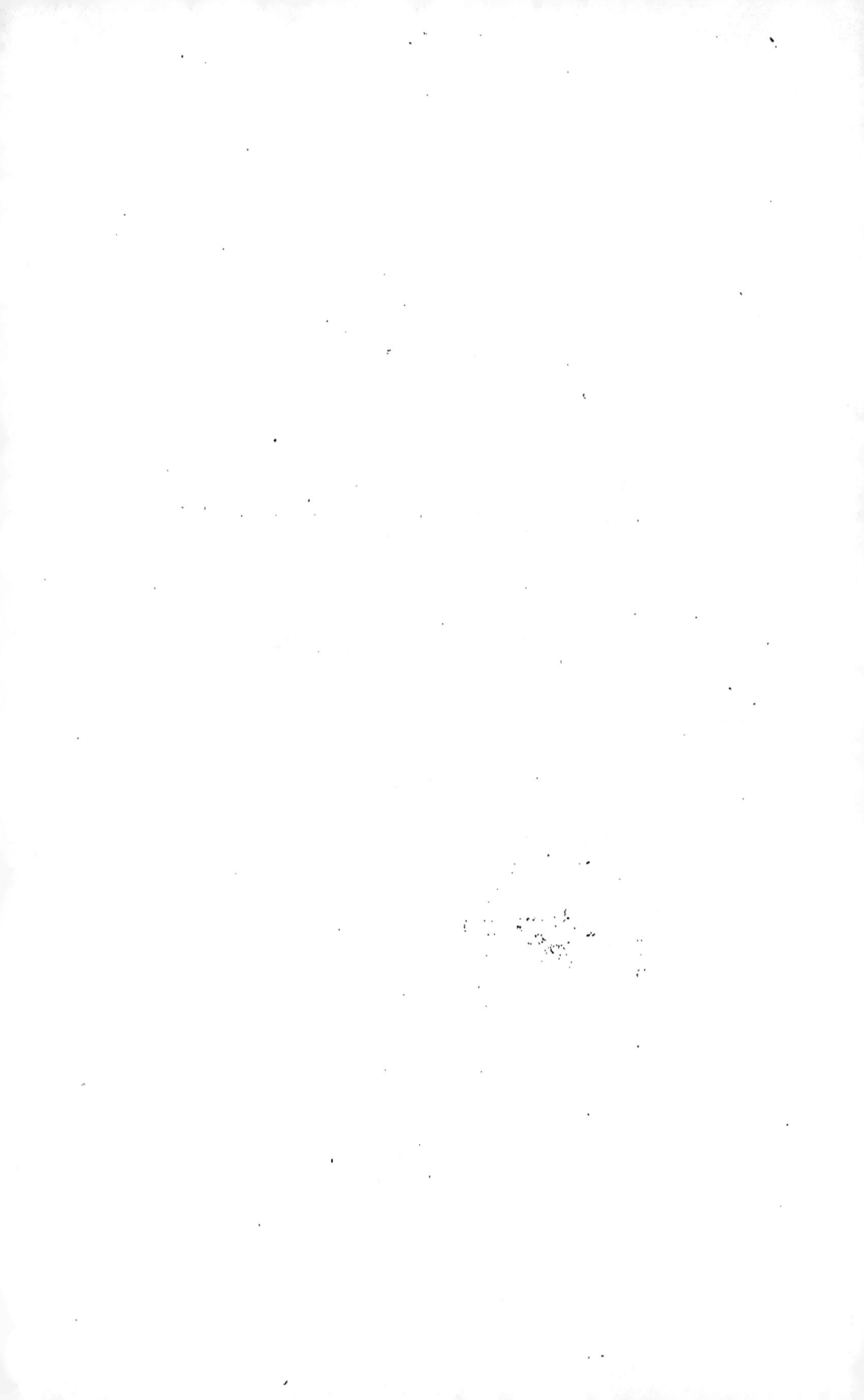

RÉPONSE

A UN MOT

de M. le Dr Levicaire,

SUR LE

CHOLÉRA

ET SUR

l'Emploi de l'Alcali volatil

POUR LE COMBATTRE,

Par M. le Docteur A. E. V. Martin,

PHARMACIEN AIDE-MAJOR A L'HÔPITAL MILITAIRE DE TOULON.

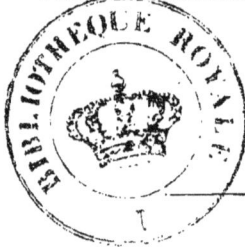

Amicus plato , magis amica veritas.

TOULON.

Imprimerie d'Aug. Duplessis Ollivault,

1837.

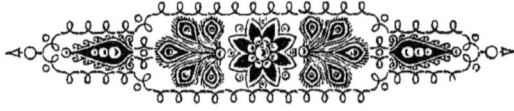

Déjà tant d'erreurs, tant d'écrits sur le choléra n'ont fait que passer de la presse à l'oubli ; déjà tant d'extravagantes théories à ce sujet sont mortes nées, qu'après avoir lu l'opuscule de M. Levicaire et constaté les hérésies sans nombre dont il fourmille, mon premier sentiment fut l'indifférence. D'ailleurs il réclame l'indulgence en faveur du peu de prix qu'il y attache, c'était un motif de plus pour que je dusse imposer silence aux réflexions que je soumets au public. Certes je n'aurais pas pris la plume, si les nouvelles idées d'un médecin-professeur sur une aussi désespérante maladie, ne devaient emprunter du caractère de leur auteur et de la récente réapparition du fléau dans nos murs, un intérêt d'à-propos capable d'en relever singulièrement l'importance. Cependant comme la doctrine dont il s'agit me paraît aussi erronée dans ses principes que funeste dans ses conséquences ; comme aussi cet écrit n'est que l'*extrait d'un mémoire* plus complet destiné à la publicité, j'ai dû, non sans quelque défiance, je l'avoue, m'assurer que l'auteur parlait de conviction, et dès-lors il m'a semblé utile de répondre.

Forcé d'abréger et d'écrire à la hâte, j'omets à dessein ce qui, dans l'avant-propos, est relatif au mode de propagation du choléra asiatique, les opinions de l'auteur à cet égard ne différant en rien de celles qui s'agitent encore dans le monde médical.

J'aurai à examiner successivement les trois parties dont se compose l'ouvrage sous les titres d'*Induction*, de *Prophylaxie* et de *Thérapie*.

Induction.

Cette première partie a pour but d'invoquer toutes les inductions propres à la justification de ce principe : *le choléra asiatique est dû au développement de l'acide hydrocyanique.*

*L'acide hydrocyanique (y est-il dit) s'est développé plusieurs fois chez l'homme ; les chimistes le classent au nombre des acides qui se forment spontanément dans le règne animal.**

Rien d'étonnant à cela. Je serais même porté à croire qu'il s'y forme dans un plus grand nombre de cas que ne l'a jusqu'ici démontré la chimie. Mais il est le fait d'altérations qu'éprouvent les fluides de l'économie qui, soustraits à l'influence de la vie, tombent dans le domaine des affinités chimiques et fournissent dès lors tous les produits de la décomposition des matières animales, l'acide hydrocyanique en particulier.

C'est ainsi, 1.° que dans certaines circonstances on a pu le trouver dans du sang vicié, dans le liquide des hydropisies (*Brugnatelli*), les sueurs, le pus, etc. etc.

---

* Pour éviter la répétition de ces mots, *dit l'auteur, y est-il dit*, etc. etc., des lettres italiques indiqueront le texte de l'ouvrage auquel je réponds.

2.º Que dans certaines affections de la vessie où les urines sont bleues (*urine indique*), on a quelquefois reconnu une assez grande quantité de bleu de Prusse et très-peu d'urée (*arch. gén. de médec. mai* 1823.)

3.º Que chez un enfant qui n'était soumis à aucune médication ferrugineuse, Cantin trouva du bleu de Prusse (*journal ch. méd. février* 1833.) Cependant, d'après M. Braconnot, ce prétendu bleu de Prusse serait une matière particulière, *cyanourine*.

Quoi qu'il en soit, la fréquence de la formation d'un tel principe dans l'économie humaine, serait un premier argument contre la cause à laquelle l'auteur rapporte l'explosion du choléra. En effet, comment se pourrait-il qu'on n'eût jamais, en même temps que le développement spontané de cet acide, reconnu la coïncidence de quelques accidents cholériformes. Comment se fait-il, ainsi que nous le verrons, que le sang et les déjections cholérisés interrogés par la chimie, n'accusent pas l'existence de *l'acide prussique*, non plus que les urines où pourtant, dans le cas d'empoisonnement par cet acide, on retrouve celui-ci lors même que les autres liquides n'en ont manifesté aucune trace.

Quant à rapporter au même agent les symptômes de la rage, je demanderai à M. L *** comment il concevrait que cette maladie ou, suivant lui, *intoxication*, lorsque par exemple elle a pour cause la morsure d'un animal infecté, restât par fois latente des mois entiers sans se trahir par aucun symptôme d'empoisonnement par l'acide prussique ; tandis que l'expérience démontre que celui-ci tue promptement, ou s'il est en trop faible quantité, épuise son action sans phénomènes consécutifs à craindre. Le seul moyen d'échapper à cette objection serait d'admettre que, dans la rage, l'acide prend le caractère des *virus*, et devient apte à assimiler à sa propre substance, tout ce qu'il rencontre.

L'hydrophobie, symptôme pathognomonique de la rage, peut-elle ici fonder une analogie, lorsqu'on sait combien elle est rare dans le choléra, combien au contraire la soif y est excessive ?

M. Trémollière ayant analysé le pus d'une petite vérole pétéchiale, y reconnut l'hydrocyanate de soude. Que ne s'est-il avisé de faire aussi l'analyse du pus de petite vérole ordinaire, peut-être y aurait-il trouvé le même sel.

Pour nous, la cyanose est due à la formation d'un hydrocyanate de fer résultant de la combi-

naison de l'acide hydrocyanique avec l'oxide de fer
que l'analyse démontre exister dans le sang humain.

Encore une fois, dans les cas morbides cités plus
haut, où l'acide prussique s'est développé spontanément, comment se fait-il qu'il n'y ait jamais cyanose ?
Pourquoi n'est-ce précisément que dans le choléra
que s'effectuerait cette réaction chimique ? Encore
si M. L***, au lieu de chercher des analogies forcées
pour tirer ses inductions, avait tout simplement con-
sulté les réactifs, peut-être, à force de manipula-
tions, eût-il été assez heureux pour extraire de quelque liquide cholérisé un atôme *d'acide hydrocianique.*
Alors il aurait pu, à son aise, faire de notre système
vasculaire une fabrique de bleu de Prusse ; il eût
soulevé contre lui moins d'opposition, et nous l'au-
rions laissé faire un appel à la délicatesse de notre vue
pour distinguer les imperceptibles différences de cou-
leur qu'il saisit entre le sang cholérisé et le sang d'as-
phyxié. Ayant une fois tiré de ses creusets ce mys-
térieux inconnu, il aurait pu crier par les rues :
le fameux, *je l'ai trouvé ! je l'ai trouvé !* Mais point.
L'auteur séduit par son utopie l'a complaisamment
arrangée pour la livrer au public, négligeant, de
la théorie, précisément le point essentiel à constater.

Eh bien! ce qu'il paraît avoir jugé superflu ou in-
digne de ses hautes spéculations médicales, je l'ai
fait. J'ai soumis plusieurs fois à l'analyse chimique
les déjections et le sang des cholériques, et, quels
qu'aient été mes soins, tout s'est montré réfractaire
aux réactifs, tandis qu'un liquide dans lequel j'avais
mis un vingt-millième environ d'acide hydrocyanique
a parfaitement répondu à l'action du sulfate de bioxide
de cuivre, selon le procédé de M. Lassaigne. Ces
essais je ne les ai tentés que pour l'acquit de ma
conscience, car, après les savants travaux de MM.
Hermann, Foy, H. Rose, Wittflock, Schauguessy,
Rayer, etc., sur du sang et autres liquides cholérisés, il était peu probable que je dusse obtenir cette
essence subtile et protéiforme qui avait échappé à
la sagacité des premières célébrités chimiques de
l'époque.

On s'étonne qu'en présence d'aussi graves autorités, un médecin d'un talent justement honoré,
ait jeté au sein de la terreur publique, comme une
ancre de salut, une telle doctrine. Est-ce de conviction, ou n'est-ce qu'à titre de palliatif moral,
pour les personnes du monde? Ce ne peut être assurément sous la dictée d'autres motifs que M. L***

a agi......Dans le premier cas, je doute qu'il eût des faits assez concluants pour s'adresser à ses confrères; dans le second, dont l'intention est toute philantropique, l'auteur, je crois, s'est mépris. L'image récente de la consternation qui régna dans Marseille, lorsqu'on reconnut l'inefficacité du charbon, sur la foi trompeuse duquel on attendait l'épidémie de pied ferme, est là pour le condamner.

Le groupe des symptômes que les cholériques présentent, constitue un état presqu'analogue à celui de l'homme empoisonné par l'acide hydrocyanique.

Pour répondre aux assertions qui terminent ce chapitre, nous laisserons parler M. Orfila, dont l'expérience, en matière de toxicologie, sera j'espère, pour l'auteur, une autorité imposante.

« ACTION DE L'ACIDE PRUSSIQUE SUR L'ÉCONOMIE : *si la* » *mort doit être rapide* : raideur tétanique, trouble » de la circulation et de la respiration ; mort en peu » d'instants. Le froid et la raideur saisissent les cada- » vres avec d'autant plus de célérité que la vie a cessé » plus promptement.

» *Si la mort a lieu avec moins de rapidité* : après » divers accidents tétaniques, trouble dans la circula- » tion, vomissements douloureux, déjections, mort.

» A l'autopsie le système veineux est gorgé de sang noir
et très-fluide.

» OBSERVATION 1.re Après des doses d'acide prussi-
» que croissantes jusqu'à 86 gouttes dans autant d'eau :
» salivation, nausées, pouls s'élevant après 10 minutes
» de 58 où il était au nombre de 78 pulsations, cépha-
» lalgie, douleur précordiale, etc.

» OBSERVATION 4.e A l'autopsie : les cavités anté-
» rieures du cœur sont gorgées d'un sang fluide d'un
» violet foncé.

» LÉSIONS PRODUITES PAR L'ACIDE HYDROCYANIQUE :
» d'abord anéantissement de la contractilité des mus-
» cles volontaires ; celle du cœur et des intestins est
» anéantie immédiatement ou peu après la mort. »

(Extrait de la toxicologie).

Suivons pas à pas ces données et voyons si, du pa-
rallèle que nous allons faire entre les symptômes de
l'empoisonnement prussique et ceux du choléra,
M. L * ** sortira victorieux :

DANS L'EMPOISONNEMENT PRUSSIQUE.	DANS L'ÉTAT CHOLÉRIQUE.
1° Le *froid* et la raideur saisissent *avec* d'autant plus de *célérité* les cadavres que la vie a cessé plus promptement.	Lorsque la mort a eu lieu promptement dans le choléra, il n'est pas rare de rencontrer sur le cadavre, au lieu du froid qui avait été constatée pendant la vie *une chaleur remarquable*.

2° Vomissement douloureux et *fétide,* déjections abondantes, etc.

Vomissement *inodore* et d'une apparence particulière ; déjections alvines trop remarquables pour qu'il n'en fût rien dit dans l'empoisonnem.^t prussique si elles s'y manifestaient.

3° A l'autopsie : *système veineux* gorgé de *sang* très-noir et *très-fluide.*

Sang en *masses grumeleuses* ou en polypes, *épais,* visqueux, semblable à du raisiné.

4° Le pouls *s'élève* de 58 à 78 pulsations.

Toujours *chute* rapide du pouls.

5° Point de cyanose.

Cyanose.

6° La contractilité des muscles de la vie animale cesse la première.

La contractilité de la vie organique cesse la première, par exemple : *le cœur* dont l'obscurité des battements contraste avec l'intensité des accidents convulsifs, dans les membres surtout.

7° Anéantissement de toute contractilité musculaire immédiatement un peu après la mort.

(*Orfila*).

Tant qu'il n'y a pas rigidité et refroidissement cadavériques, on a observé des mouvements spontanés des muscles des extrémités du tronc. On les provoque aisément à l'aide d'excitations artificielles.

(*Dalmas. chol. épid. Dict. m. en* 25 *v.*)

Des faits qui parlent aussi clairement n'ont pas besoin de commentaires.

Prophylaxie.

En vérité, quand je considère tout ce qu'il y a d'étrange dans la seconde partie du travail de M. L*** j'hésite et je crois voir, en combattant de telles héré—

sies , l'auteur lui-même me persifler d'avoir ainsi pris le change.

Voulez-vous vous préserver du choléra? à quoi bon tous ces soins de propreté, ces funestes précautions de l'hygiène ordinaire? pourquoi l'assainissement des égoûts , l'enlèvement des immondices ?..... Chassez donc ce gaz nuisible , ce chlore dont on sature l'atmosphère et qui a l'infernale propriété de décomposer *l'ammoniaque*? ne voyez-vous pas que l'ordure est la panacée anti-cholérique par excellence? hors le fumier et les fosses d'aisance , point *d'air vital* en temps de choléra ! Voilà pourtant à quels raisonnements semble conduire la lecture de ce qui suit : *Les vidangeurs ont été généralement exempts du choléra à Paris ainsi que les nettoyeurs d'égoûts. Enfin Lyon, la ville aux boues ammoniacales, n'a pas encore été visité par le choléra; elle doit précisément cet avantage à son extrême malpropreté qui , engendrant de l'ammoniaque , devient le préservatif le plus puissant contre l'invasion de cette maladie...........*

S'il est vrai, comme le cite l'auteur avec exactitude, que les vidangeurs ont été exempts du choléra , il faut dire qu'ils font usage, pour assainir les fosses d'aisance, d'une matière qui absorbe les gaz à la manière du charbon. N'est-ce pas plutôt à cette pratique qu'ils doivent un tel privilége ?

Il est d'observation populaire que les fruits prédis-

posent au choléra.... c'est que beaucoup de fruits con-
tiennent de l'acide prussique. Oui; mais il est aussi d'observation, sinon populaire du moins *médicale*, que l'automne, indépendamment de ses fruits, y prédispose;
l'automne pourtant si fertile en conditions propres à dé-
gager l'ammoniaque; l'automne où tant de detritus orga-
niques couvrent le sol et s'y pourrissent! Comment se fait-
il que malgré la circonstance préservatrice de tant *d'am-*
moniaque ainsi formée, ce soit précisément l'époque de
prédilection du choléra? Mais la réplique est déjà prête :
cette quantité ne suffit pas encore pour neutraliser tout
l'acide *cholero-prussique* générateur du fléau.

Un dernier mot sur la *thérapie* que l'auteur croit
sans doute inexpugnable parce qu'il s'appuie sur des
faits et des autorités.

Thérapie.

Si l'essence du choléra est un acide, il est évident
que ce sont les alcalis qui en arrêteront la marche.

Quand le médecin veut agir directement contre un
poison actuellement existant dans l'estomac, il se pro-
pose de ces trois choses l'une :

1° De le rendre insoluble.

2° D'en dissocier les éléments, si de leur isolement
peut résulter innocuité.

3° De former un nouveau composé qui ne soit pas
nuisible à l'économie.

Voyons (dans l'hypothèse de l'auteur : que *le choléra*

consiste dans un empoisonnement prussique) si l'*ammoniaque* atteint l'un ou l'autre de ces trois buts.

Et d'abord on sait que tous les sels qui ont pour radical l'acide cyanhydrique sont délétères, et, de tous, c'est sans contredit le cyanhydrate d'ammoniaque qui l'est le plus. L'alcali volatil est donc de toutes les bases la dernière qu'on doive choisir contre le choléra asiatique. M. Orfila, après s'être demandé s'il existe quelque antidote de l'acide hydrocyanique, dit : « l'ammoniaque » ne s'oppose en aucune manière à l'action de l'acide » hydrocyanique lorsqu'on l'administre en même » temps que lui, *comme nous nous en sommes assurés* » *plusieurs fois*, ce qui nous permet de conclure qu'on » ne connaît pas encore le contrepoison de cet acide.

» L'ammoniaque, tant prônée dans ces derniers temps, » ne nous paraît pas un moyen efficace, du moins est-il » certain qu'il n'empêche pas d'agir l'acide hydrocya » nique avec lequel on cherche à le combiner ». Mais, répliquera l'auteur, il réussit à merveille contre le choléra..... ! Tant mieux pour les cholériques et tant pis pour M. L., car il n'en faut pas davantage pour ruiner la *doctrine de l'intoxication prussique considérée comme essence du choléra*; en effet comme il est évident que cet alcali ne modèrerait en rien l'activité de l'acide, si tant est que, nonobstant cela, son emploi soit d'un effet héroïque contre la maladie, il faut qu'il ait agi d'une autre manière, ...comment ?.... sur quoi ?...

je ne sais.... mais assurément M. L*** ne l'a pas deviné.

Malheureusement l'*ammoniaque* est loin d'être ici un spécifique, comme l'annonce l'auteur : depuis long-temps, avant lui, on l'avait employée en boisson et en frictions sous les divers états de carbonate, d'acétate, et même en nature. L'ammoniaque est, pour M. Dalmas (Dict. en 25 v.), le moyen *qui lui répugne le moins quand, après toutes sortes de médications l'état du malade s'aggravant* donne, pour ainsi dire, *carte blanche* au praticien sur le choix de ses médicaments. La majorité des médecins l'administre à titre de puissant diffusible, et ne cherchent pas plus à expliquer son action qu'ils ne le font de celle de l'éther. Toutefois ce dernier, comme moins capable de déterminer des accidents, est généralement préféré à l'ammoniaque duquel, soit dit en passant, des observations récentes m'ont démontré la faible efficacité.

J'en ai, je crois, dit assez pour qu'il me soit permis de tirer les conclusions suivantes :

1° L'essence du choléra ne consiste pas dans le développement de l'*acide prussique*. Tout le prouve : 1° *la symptomatologie* et *l'anatomie pathologique* qui, dans l'un et l'autre de ces états morbides offrent des caractères presque diamétralement opposés ; 2° *la chimie* qui ne découvre nulle part aucune trace de cet acide.

2° Le choléra éclatant surtout dans la saison chaude et humide qui engendre le plus d'ammoniaque, aucune preuve solide n'autorise à établir les propriétés préservatives de cet alcali contre une telle affection.

3° Le traitement du choléra *n'exige* pas l'emploi des alcalis, ni surtout celui de *l'ammoniaque* ; la toxicologie et la chimie le prouvent. Ce médicament a pu réussir quelquefois, mais c'est à ses propriétés diffusibles et non à sa prétendue faculté de neutraliser le miasme cholérique, qu'il faut, dans l'état actuel de la science, en rapporter la cause.

Je ne me dissimule pas combien doit être incomplète cette réponse, et cependant je crains d'avoir été trop long. Quoi qu'il en soit si j'ai pu, opposant aux inductions des faits, désillusionner les personnes qui sur la foi du nouveau remède se croyaient assurés contre l'épidémie, j'ai rempli mon but ; car s'il est utile de lui opposer un esprit calme, il est peut-être plus dangereux encore de se bercer d'une erreur dont le réveil plongerait dans le désespoir.

Mais, demande-t-on, y a-t-il un remède contre le choléra, et quel est-il ? La médecine n'est plus au temps des *spécifiques*, et il n'en est pas plus contre cette maladie que contre toute autre ; du moins aujourd'hui avons-nous la consolante conviction que le choléra, si rebelle jusqu'ici, diminue d'intensité et nous abandonne beaucoup plus de victimes que lors de sa première irruption en Europe ; la vigilance et le dévouement éclairé des hommes de l'art feront le reste.

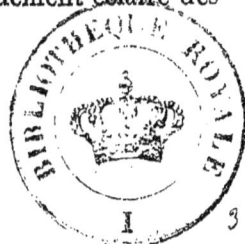

www.ingramcontent.com/pod-product-compliance
Lightning Source LLC
Chambersburg PA
CBHW050439210326
41520CB00019B/5996